I0410724

# Magnesiumöl
## Das lebenswichtige Mineral für mehr Gesundheit und Lebensenergie

von
Michael Iatroudakis

Bibliografische Informationen der Deutschen Nationalbibliothek: Die Deutsche Nationalbibliothek verzeichnet diese Publikation in der Deutschen Nationalbibliografie; detaillierte bibliografische Daten sind im Internet über dnb.d-nb.de abrufbar.

**ISBN-13:** 978-1539113591
**ISBN-10:** 1539113590

## Hinweis:

Diese Publikation wurde nach bestem Wissen recherchiert und erstellt. Verlag und Autor können jedoch keinerlei Haftung für Ideen, Konzepte, Empfehlungen und Sachverhalte übernehmen.

Die publizierten Tipps und Ratschläge sind als Hilfen zu verstehen, um jeweils zu eigenen Lösungen zu kommen. Bei offenen Fragen kontaktieren Sie bitte Ihren Hausarzt.

Das Buch ersetzt nicht eine medizinische Behandlung /Therapie oder eine krankheitsbedingte Ernährungstherapie/Beratung. Der Autor und der Verleger können keine absolute Garantie für Ihr persönliches Ergebnis übernehmen. Sie handeln in allen Fällen eigenverantwortlich.

Als Leserin und Leser dieses Buches möchten wir Sie ausdrücklich darauf hinweisen, dass keine Erfolgsgarantien oder Ähnliches gewährleistet werden können. Auch kann keinerlei Verantwortung für jegliche Art von Folgen, die Ihnen oder anderen Lesern im Zusammenhang mit dem Inhalt dieses Buches entstehen, übernommen werden.

Der Leser ist für die aus diesem Buch resultierenden Ideen und Aktionen selbst verantwortlich.

Reproduktionen, Übersetzungen, Verbreitung, Weiterverarbeitung oder ähnliche Handlungen zu kommerziellen oder nichtkommerziellen Zwecken sowie Wiederverkäufe sind ohne die schriftliche Zustimmung des Autors nicht gestattet.

Inhalt

# Einleitung

Magnesium zählt zu den essentiellen Nährstoffen und wird der Klasse der Mineralien zugeordnet. Das bedeutet, dass Magnesium in einer ausreichend hohen Konzentration für unseren Körper lebensnotwendig ist.

Der lebenswichtige Mineralstoff kann allerdings nicht selbst von unserem Körper hergestellt oder gebildet werden, so dass die Aufnahme von Magnesium über unsere tägliche Nahrung gewährleistet werden muss.

Mit diesem Buch möchte ich Ihnen zeigen, wie wichtig Magnesium für Ihre Gesundheit ist und Ihnen eine noch unbekannte Methode aufzeigen, wie Sie Magnesium nutzen können um das Maximale für Ihren Körper rauszuholen.

Die meisten Präparate gegen Magnesiummangel werden in der Regel oral eingenommen und haben den Nachteil, dass sie nur in geringem Umfang richtig wirken und dem Körper zur Verfügung stehen. Hier kommt das Magnesiumöl ins Spiel.

Die Flüssigkeit (Sole) kann einfach auf die Haut aufgetragen werden und wird direkt vom Körper zu 100 % aufgenommen. Welche weiteren Vorteile Magnesiumöl hat und wie Sie es mit einfachen Mitteln selber herstellen können erfahren Sie im 2. Teil dieses

Buches. Ich wünsche Ihnen eine Menge Inspiration.

Ihr
Michael Iatroudakis

# Magnesium – Was ist das?

Magnesium ist in unserem Körper an insgesamt mehr als 300 Stoffwechselprozessen beteiligt. Unverzichtbar zur Deckung unseres täglichen Energiebedarfs ist Magnesium auch essentiell am Aufbau unserer Knochen und Zähne beteiligt. Auch unsere Körperzellen werden durch Magnesium stabilisiert.

Ohne tägliche Zufuhr von Magnesium ist es unserem Körper nicht möglich benötigte Eiweiße zu bilden. Darüber hinaus ist Magnesium an der Bildung unserer Erbanlagen beteiligt. Die Wirkung unseres Hormonhaushaltes wird ebenso durch Magnesium bestimmt. Auch zur Bildung von Botenstoffen wird das Mineral Magnesium von unserem Körper benötigt.

Als wahres Multitalent sorgt Magnesium für die Reduzierung von Stress und steuert die Muskel- und Nervenfunktionen. Im harmonischen Zusammenspiel von Muskeln und Nerven reguliert Magnesium beispielsweise die Erregungsleitung zwischen unseren Nerven- und Muskelzellen. Wichtig für unsere Hirnfunktion, gilt Magnesium als Mineralstoff auch für unsere Herztätigkeit als unerlässlich. Magnesium steuert und reguliert zudem unseren Kohlenhydrat- und Fettstoffwechsel.

Führen wir unserem Körper keine ausreichende Menge Magnesium zu, kann es zu einem Magnesiummangel kommen. Dieser kann sich durch verschiedene Symptome darstellen. Zu den häufigsten Beschwerden zählen beispielsweise Muskelkrämpfe, Verspannungen (Nackenverspannungen) oder auch unwillkürliche Muskelzuckungen. Aber auch Nervosität, Kopf- oder Bauchschmerzen sowie eine ausgeprägte innere Unruhe deuten auf einen Magnesiummangel hin.

Der Mikronährstoff Magnesium zählt zu den Elektrolyten. Natrium, Kalium, Kalzium, Phosphat und Chlorid zählen ebenso zu den essentiellen Mikronährstoffen. Das positiv geladene Magnesium Ion ist mengenspezifisch nach Kalzium der zweitwichtigste Mineralstoff zur Zellfunktion. Mineralstoffe werden grundsätzlich von Spurenelementen wie beispielsweise Selen oder Kupfer unterschieden.

Als eins von insgesamt 18 lebensnotwendigen Mineralstoffen ist Magnesium an sehr vielen Funktionen in unserem Körper beteiligt. Essentiell und unerlässlich für die Zellteilung ist Magnesium in diesem Bereich durch kein anderes Mineral zu ersetzen. Der Aufbau und Abbau von Kalzium wird beispielsweise durch Magnesium gesteuert.

Die Wirkungsweise von Magnesium ist vielseitig. So verleiht Magnesium unserem Körper Kraft, Ausdauer und eine daraus resultierende Energie. Müdigkeit hingegen wird deutlich vermindert.

Unerwünschten Verkalkungen und Ablagerungen in Gefäßen und Organen sowie im Gehirn und Gewebe wirkt Magnesium gezielt entgegen. Überbeine, Sehnenverkalkungen sowie Verknorpelungen werden nachhaltig abgebaut. Auch Nierensteine, Blasensteine oder Gallensteine werden durch Magnesium nachhaltig abgebaut.

Die Knochen, Gelenke und Zähne werden durch Magnesium gestärkt und nachhaltig aufgebaut. Gelenkschmerzen und Rückenschmerzen werden durch Magnesium gemindert und die Bildung der dringend benötigten Gelenkflüssigkeit begünstigt.

Magnesium gilt als essentiell auch im Bereich der Muskelentspannung. Muskelkater und Muskelkrämpfe können durch einen ausreichend hohen Magnesiumspiegel vermieden werden.

Nerven lassen sich ebenso durch Magnesium stärken. Ängste, Depressionen, Nervosität und Traurigkeit werden reduziert. Die Gedächtnisleistung wird durch Magnesium verbessert, Kopfschmerzen werden gelindert. Die Verdauung wird ausgeglichen und reguliert. Die Aufnahmefähigkeit des Darms wird zudem erhöht.

Herz-Kreislaufbeschwerden werden durch Magnesium gelindert. Das Herz wird unterstützt, Herzklopfen und Extrasystolen werden gemindert. Zu hohe

Blutdruckwerte und sich daraus ergebende schlechte Blutfettwerte lassen sich durch einen konstant aufrecht erhaltenen Magnesiumspiegel senken. Die Durchblutung im Gehirn, in den Beinen und den Herzkranzgefäßen wird verbessert. Die Blutgerinnung wird zudem ausgeglichen.

Durch Magnesium wird auch das Immunsystem gestärkt. Abwehrzellen werden gebildet und die Abwehrfähigkeit unseres Körpers gestärkt. Hautbeschwerden werden gelindert. Die Heilung von Ekzemen gefördert und etwaiger auftretender Juckreiz gelindert.

# Für was benötigt unser Körper Magnesium?

Magnesium gilt für unseren Körper und seine Funktionen als unerlässlich. An zahlreichen wichtigen Prozessen unseres Körpers beteiligt stellt Magnesium, neben Kalzium, das zweitwichtigste Mineral für unseren Körper dar. Magnesium ist maßgeblich an folgenden Körperfunktionen beteiligt:

## Bildung der Erbsubstanz

Magnesium ist maßgeblich an der DNS- und Eiweiß-Synthese beteiligt. Zur Bildung und Reparatur unserer Erbsubstanz sowie beteiligt an der Zellteilung wird Magnesium in diesem Bereich eine bedeutende Rolle zuteil.

## Aufrechterhaltung des Energiestoffwechsels

Magnesium wird nicht nur zu Gewinnung von Energie benötigt, sondern ist auch maßgeblich an dessen Freisetzung beteiligt. Zusammen mit dem Magnesium-Ion bildet das in den Mitochondrien befindliche Adenosintriphosphat, kurz ATP, eine stabile und komplexe Struktur. Ist Magnesium nicht in ausreichender Menge in unserem Körper vorhanden, wird die Bereitstellung von Energiereserven verlangsamt. Weiterhin ist die Atmung der Zellen ohne

Magnesium nicht möglich. Das wiederum bringt das Sterben einer Zelle mit sich.

## Stabilisierung der Zellmembranen

Magnesium wird maßgeblich zur Stabilisierung aller biologischer Membranen in unserem Körper benötigt. So reguliert Magnesium nicht nur die Durchlässigkeit unserer Zellmembranen für Elektrolyte, sondern ist auch als sogenannter Co-Faktor unserer Natrium-Kalium-Zellpumpe unabdingbar. Wichtig für unser biologisches Gleichgewicht steuert Magnesium den Mineralstoffhaushalt all unserer Körperzellen.

## Funktionell für Nervensystem und Muskulatur

Magnesium reguliert das harmonische Zusammen-spiel zwischen unseren Muskel- und Nervenzellen. Der aktive Einfluss auf unsere Erregungsleitung de-finiert sich durch die Übertragung des Aktionspoten-zials von unseren Nervenzellen auf unsere Mus-kelzellen. Diese werden durch Magnesium Ionen aktiv gesteuert.

Das Zusammenziehen oder Erschlaffen sämtlicher Muskelgruppen (Skelettmuskulatur, Herz-muskulatur, Gefäßmuskulatur etc.) wird durch Magnesium regu-liert und aktiv gesteuert.

## Zur Stressregulierung

Magnesium dient auch der Regulierung unseres Stresslevels. Als essentieller Mikronährstoff regelt Magnesium die Ausschüttung des Stresshormons Adrenalin. Auch das hormonelle Gleichgewicht der Nebennieren und Nebenschilddrüse sowie die Regulierung des Blutzuckers und die Funktion der Schilddrüse werden durch Magnesium gesteuert.

## Funktion des Herzmuskels

Magnesium zählt zu den natürlichen Kalziumantagonisten. Verantwortlich für die ungestörten Erregungsleitungen am Herzmuskel, hat Magnesium großen Einfluss auf die Kalzium- und Kaliumkanäle. Ist das Gleichgewicht der essentiellen Elektrolyte nicht dauerhaft gewährleistet, können beispielsweise Herzrhythmusstörungen die Folge sein.

## Ausbildung der Knochen und Knochenfestigkeit

Magnesium bildet zusammen mit Kalzium die zwei wichtigsten Bestandteile zur Knochenfestigkeit des menschlichen Skelettes sowie den Zähnen. Bei einem bestehenden Magnesiummangel kann es zu einem Abbau des in den Knochen gespeicherten Magnesiums kommen.

Auf Dauer schädlich für unsere Knochen, begünstigt

Magnesiummangel das Risiko für Osteoporose. Dies führt mitunter auch zur stetigen Abnahme der Knochenfestigkeit.

## Fakt ist: Ohne Magnesium-kein Leben

Magnesium ist für das Leben unabdingbar. Im menschlichen Körper gibt es keinen einzigen "Abschnitt" wo Magnesium nicht gebraucht wird. Über 300 Enzyme könnten ohne Magnesium ihre wichtigen Aufgaben einfach nicht erfüllen.

## Ohne Magnesium...

...würde das Nervensystem kollabieren.

...könnte unser Körper keine wichtigen Proteine bilden.

...wären wir dauermüde und erschöpft.

...gäbe es keine Entspannung für unsere Muskulatur.

...würde der Blutdruck steigen, das Blut rapide verklumpen und es käme zu Herzinfarkt (Schlaganfall).

...wäre das Hormon „Insulin" nicht in der Lage Glukose in die Zellen zu transportieren.

...wäre der Weg frei für Nierensteine.

...würde unser Magen-Darmtrakt nicht optimal arbeiten.

...wären wir dauergestresst.

...würden wir sehr alt (wortwörtlich) aussehen.

**Sprich:** Ohne das Mineral „Magnesium" wäre ein Leben schlicht weg nicht möglich.

# Der Magnesiummangel – Ein weit verbreitetes Phänomen

Magnesiummangel stellt in unserer heutigen Gesellschaft ein weit verbreitetes Phänomen dar und wird als Folge unserer modernen Lebensweise beschrieben. Lange Zeit schenkte die Wissenschaft dem essentiellen Mineral Magnesium kaum Beachtung.

Erst nachdem der Bereich der orthomolekularen Medizin sowie der Bereich der Ernährungsmedizin Magnesium als zweithäufigstes beteiligtes Mineral unserer Zellbildung identifiziert hatten, rückten die essentiellen Ionen ins Rampenlicht der Wissenschaft.

Man geht davon aus, dass sich in unserem Organismus rund 25 Gramm Magnesium befinden. Für mehr als 300 Enzyme unseres Organismus dient Magnesium als Co-Faktor.

Unsere heutige – teilweise – sehr ungesunde Lebensweise ist maßgeblich für einen gestörten Magnesiumhaushalt, welcher nicht selten aus einem anhaltenden Magnesiummangel resultiert. Auch diverse Vergehen an unserer Umwelt tragen immer häufiger dazu bei, dass beispielsweise saurer Regen oder eine einseitige Düngung den Mineralstoffgehalt auf unseren Äckern nach und nach verarmen lassen.

Unsere Ernährung ist zudem geprägt von stark verarbeiteten und ballaststoffarmen Lebensmitteln. Ein hoher Anteil an Weißmehl sowie weißem Zucker, Salz und zahlreichen chemisch hergestellten Zusatzstoffen fördert ebenso die Unterversorgung mit Magnesium. Während Vitamin D die Aufnahme von Magnesium fördern, führen die falschen Fette (Transfettsäuren) zur Behinderung der Magnesiumaufnahme.

Arzneimittel, einseitige Kost, Fast-Food, extremes Fasten, Alkohol oder Diäten können mit einem ausgeprägten Magnesiummangel einhergehen. Auch Sportler, Schwangere, junge Erwachsende, stillende Mütter, Diabetiker sowie Dauerstressgeplagte weisen zumeist einen erhöhten Bedarf an Magnesium auf.

# Symptome für einen Magnesiummangel

Zu den häufigsten Symptomen eines bestehenden Magnesiummangels zählen:

- Muskelverspannungen

- Muskelkrämpfe

- Nervosität

- Innere Unruhe

- Müdigkeit

- Muskelzuckungen oder Tics

- Magenkrämpfe

- Reizdarmsymptome

- Schlafstörungen

- Herzbeschwerden

- Regelschmerzen

- Kopfschmerzen

- Migräne

- Angst

- Depressive Verstimmungen

- Taubheitsgefühl in den Fingern oder Zehen

- Kribbeln

- Schwindel

- Atemnot

- Standunsicherheit

- Brüchige Fingernägel

# Mögliche Ursachen für einen Magnesiummangel

Magnesiummangel kann viele Ursachen haben. Zu den häufigsten Ursachen zählt beispielsweise eine einseitige Ernährung wie es häufig bei Diäten der Fall ist. Aber auch schwere körperliche Arbeit, häufiger Stress sowie Sport, Schwangerschaft oder das Stillen eines Kindes kann zu einem erhöhten Bedarf an Magnesium führen und mit einem kurzfristig auftretenden Mangel einhergehen.

Scheidet unser Körper belastungs- oder krankheitsbedingt (Beispiel: Nierenerkrankungen) zu viel Magnesium aus, kann auch hier von einem Mangel gesprochen werden. Diabetes mellitus, die Einnahme von diversen Entwässerungsmitteln, regelmäßige Stressphasen, Alkoholmissbrauch sowie eine erblich bedingte Aufnahmestörung können den Mangel von Magnesium begünstigen.

Zudem können unter anderem chronisch-entzündliche Erkrankungen des Darms (wie zum Beispiel Morbus Chron, Colitis ulcerosa und andere) oder ein fortgeschrittenes Lebensalter maßgeblich für eine gestörte Aufnahme von Magnesium sein.

Auch bei einem gestörten Säure/Basen-Haushalt, bei dem eine Übersäuerung im Körper vorliegt, werden

Mineralien gebraucht um die sauren Substanzen zu neutralisieren. Hierbei wird vermehrt Magnesium benötigt, was letztendlich woanders im Körper fehlt. Dazu später mehr.

## Mögliche Ursachen für einen Magnesiummangel im Überblick:

* Stress

* Schwangerschaft, Stillzeit

* (Leistungs-)Sport

* Kinder und Jugendliche

* Ältere Menschen (Senioren)

* Einnahme bestimmter Arzneimittel

* Chemotherapie

* Einseitige Ernährung

* Einseitige Diät

* Übertriebenerer Alkoholkonsum

* Erbrechen und Durchfall

* Chronisch-entzündliche Darmerkrankungen

* Diabetes

- Erkrankungen der Nieren

- HIV-Infektion

- Krebs

- Schilddrüsenüberfunktion

- Nebennierenerkrankungen

- Erhöhte Blutfette (z.B. Cholesterin)

- Arteriosklerose

- Störung im Säuren-Basen-Haushalt

# Wie viel Magnesium benötigt der Mensch wirklich?

Die Deutsche Gesellschaft für Ernährung, kurz DGE, empfiehlt:

#
für Säuglinge bis 4 Monate eine tägliche Aufnahmemenge von 24 Milligramm

#
für Säuglinge von 4 Monaten bis unter 12 Monate eine tägliche Aufnahmemenge von 60 Milligramm

#
für Kleinkinder von 1 bis unter 4 Jahren eine tägliche Aufnahmemenge von 80 Milligramm

#
für Kinder von 4 bis unter 7 Jahren eine tägliche Aufnahmemenge von 120 Milligramm

#
für Kinder von 7 bis unter 10 Jahren eine tägliche Aufnahmemenge von 170 Milligramm

#
für Kinder von 10 bis unter 13 Jahren eine tägliche Aufnahmemenge von 230 Milligramm für Jungen

und 250 Milligramm für Mädchen

\#

für Kinder von 13 bis unter 15 Jahren eine tägliche Aufnahmemenge von 310 Milligramm

\#

für Jugendliche und Erwachsene von 15 bis unter 19 Jahren eine tägliche Aufnahmemenge von 400 Milligramm bei Männern und 350 Milligramm bei Frauen

\#

für Erwachsene von 19 bis unter 25 Jahren eine tägliche Aufnahmemenge von 400 Milligramm bei Männern und 310 Milligramm bei Frauen

\#

für Erwachsene von 25 bis 65 Jahren und älter eine tägliche Aufnahmemenge von 350 Milligramm bei Männern und 300 Milligramm bei Frauen

\#

für Schwangere eine tägliche Aufnahmemenge von 310 Milligramm

\#

für Stillende eine tägliche Aufnahmemenge von 390 Milligramm

Stellt sich hier die Frage, ob die Mengen-Empfehlung

der DGE ausreicht, den Körper mit dem wichtigen Mineral zu versorgen?

Einige Magnesiumexperten sind der Meinung, dass der tatsächliche Magnesiumbedarf viel höher ist (ca. 600 bis 900 Milligramm pro Tag), als offiziell empfohlen wird.

Der durchschnittliche Amerikaner habe bereits Ende des 19. Jahrhunderts mit seiner Nahrung mind. 500mg Magnesium pro Tag verzehrt, heute seien es nur noch knapp 225 Milligramm, wenn überhaupt.

In einer Studie von 1033 Krankenhauspatienten wurde bei 54 Prozent der Patienten einen gravierenden Magnesiummangel festgestellt. Das fatale daran ist, dass die Ärzte nicht einmal daran gedacht haben einen Magnesiumtest bei ihren Patienten durchführen zu lassen.

Eine im Jahr 2005 veröffentlichte Studie belegt, dass zwei Drittel der Bürger es nicht schaffen, ihre empfohlene Tagesdosis an Magnesium über die Nahrung zu sich zu nehmen. Daher gilt der Richtwert der DGE als optimales Minimum.

# Den eigenen Magnesiumwert im Blut ermitteln

Da Magnesium von unserem Körper überwiegend in unseren Knochen gespeichert wird, wird ein kurzfristig auftretender Mangel durch die Aktivierung des in unseren Knochen gespeicherten Magnesiums ausgeglichen.

Ein Mangel an Magnesium kann aus diesem Grund nur vermindert im Blutserum festgestellt werden. Erst nachdem alle Depots im Körper geleert sind, nimmt die Magnesiumkonzentration im Blut messbar ab. Allerdings stellt ein niedriger Wert im Blutserumspiegel in Bezug auf Magnesium ein sicheres Anzeichen für einen bestehenden Magne-siummangel dar.

Da Magnesium von unserem Körper nicht selbst produziert werden kann, muss die Zufuhr über eine ausgewogene Ernährung bzw. magnesiumreiche Produkte erfolgen. Geschieht dies nicht in einer ausreichenden Menge, kann sich ein Mangel in vielfältigen Beschwerden äußern.

Der im Folgenden beschriebene Selbsttest kann Aufschluss über einen etwaigen vorliegenden Magnesiummangel geben. Bitte beantworten Sie für sich - wahrheitsgemäß – die nachfolgenden Fragen:

#

Leiden Sie unter regelmäßig auftretender Migräne?

#

Ernähren Sie sich überwiegend von Fast-Food?

#

Treiben Sie regelmäßig und übermäßig viel Sport?

#

Trinken Sie häufig Cola?

#

Bemerken Sie häufig ein leichtes kribbeln oder Taubheitsgefühl in Ihren Armen oder Beinen?

#

Leiden Sie regelmäßig unter Muskelverspannungen im Nacken oder im Bereich Ihrer Schultern?

#

Nehmen Sie regelmäßig Medikamente zu sich wie zum Beispiel: ACE-Hemmer, Abführmittel, Digitalis, Entwässerungstabletten)?

#

Sind Sie an Diabetes erkrankt?

#

Bemerken Sie des Öfteren Tics oder unkontrollierbare Zuckungen Ihrer Augenlider?

\#
Trinken Sie des Öfteren Alkohol?

\#
Fühlen Sie sich regelmäßig gestresst?

\#
Leiden Sie unter regelmäßigen Wadenkrämpfen?

Haben Sie mindestens eine Frage mit „JA" beantwortet kann bereits ein Mangel an Magnesium bei Ihnen vorliegen.

Eine weitere Form des Tests auf einen bestehenden Magnesiummangel stellt der intrazelluläre Test dar. Seine einfache Anwendbarkeit macht ihn zum meist verwendeten Test zur Feststellung eines vorliegenden Magnesiummangels.

**Tipp:** Auch mittels eines Urintestes lässt sich ein bestehender Magnesiummangel feststellen. Die relativ normale Ausscheidung von Magnesium im Urin beträgt zwischen 2,5 und 5 mmol/Tag.

# Die Entgiftung und Entsäuerung durch Magnesium

Um die Stoffwechselsäuren regelmäßig zu neutralisieren besitzt unser Körper zahlreiche ausgeklügelte Ausscheidungswege, welche mit vorgelagerten Puffersystemen einhergehen. Die dauerhafte Überlastung unseres Körpers durch Säure führt allerdings dazu, dass unsere bisweilen gut funktionierenden Puffersysteme ab einem gewissen Zeitpunkt vollständig überlastet sind. Es kommt zur Übersäuerung. Medizinisch wird die Übersäuerung als latente metabolische Azidose bezeichnet.

Häufig findet diese Form der Erkrankung jedoch keinerlei Beachtung und bleibt über viele Jahre unentdeckt.

Übersäuerung führt jedoch zum fast vollständigen Abbau unseres Mineralstoffdepots, welches in unsere Knochen eingelagert ist. Proentzündliche Signalwege werden aktiv. Die Osteoblasten, welche für den Knochenaufbau zuständig sind, werden gehemmt. Der Knochenabbau wird durch Übersäuerung somit auf zwei Wegen gefördert. Bevor es jedoch an die Knochensubstanz geht wird die Demineralisierung an den Zähnen, Nägeln und Haaren sichtbar.

Der Körper fängt an die Übersäuerung durch Mineralstoffe zu neutralisieren. Häufig gehen mit einer Übersäuerung Nerven-, Sehnen-, Gelenk- oder Muskelschmerzen einher. Allergien, die Störung des Immunsystems, Verstopfung sowie Magen-Darm-Schleimhautreizungen und zahlreiche rheumatische Erkrankungen werden ebenso durch eine körperliche Übersäuerung begünstigt.

Ist das Gewebe übersäuert, werden auch schleichende Entzündungen begünstigt. Diese spielen nicht selten eine Rolle bei chronisch verlaufenden Schmerzzuständen wie beispielsweise Rückenschmerzen oder Kopfschmerzen. Zu einer der wichtigsten intrazellulären Ionen zählt Magnesium. Allerdings ist die intrazelluläre Übersäuerung nicht direkt messbar. Eine Übersäuerung unseres Körpers kann mitunter durch eine ausreichende Zufuhr von basischem Magnesium reguliert werden.

## Aus diesem Grund benötigen Muskeln Magnesium

Bei jeglicher sportlichen Aktivität besteht ein erhöhter Bedarf an Mineralstoffen. Im Vordergrund stehen hier Chlorid, Kalzium, Kalium und Magnesium. Je nach Bewegungsintensität, Art und Umfang des Trainings oder Dauer der sportlichen Aktivität werden Kalium, Magnesium und Zink über den Urin des Sportlers ausgeschieden. Auch über das Schwitzen werden Mineralstoffe ausgeschieden.

Die aktiven Muskelzellen begründen den erhöhten Verbrauch, denn sie organisieren sich die benötigten Nährstoffe aus unserem Blut. Die Leistungsfähigkeit ist durch Magnesiummangel in den Muskeln im Wesentlichen verringert, was wiederum das Risiko von Muskelkrämpfen in sich birgt.

Nachweislich erzielen Sportler eine höhere Leistungsfähigkeit, wenn sie über einen längeren Zeitraum vor dem Wettkampf Magnesium konsumieren. Zerrungen und Muskelkrämpfe treten verringert auf. Wie Studien in der Vergangenheit gezeigt haben, normalisiert sich der Magnesiumspiegel, welcher über das Blut gemessen wird, erst einige Tage nach dem Wettkampf.

Es ist davon auszugehen, dass ein solider Magnesiumstatus zu einer effizienten Energieverwertung führt, denn die Produktion von Milchsäure (Laktat im Muskel) wird durch Magnesium gehemmt. Da mehr freie Fettsäuren zur Verfügung stehen, ist die Energiegewinnung erhöht.

Es empfiehlt sich seinen Magnesiumbedarf über eine ausgewogene Ernährung zu decken. Eine erhöhte Kalorien- und damit verbundene Magnesiumversorgung ist gerade bei Sportlern sehr wichtig, denn Sport verbrennt viel Energie. Viel mehr Energie als es im täglichen Leben der Fall ist.

Des Weiteren eignet sich gerade für Sportler die äußerliche Anwendung von Magnesiumöl. Mit der Magnesiumanwendung über die Haut, kann verbrauchtes Magnesium schnell und gezielt wieder aufgefüllt werden.

Diese Anwendungsform ist einfach zu handhaben und die Wirkung ist zuverlässiger und höher als die orale Einnahme von Magnesium, weil das Verdauungssystem gezielt umgangen wird. Alle damit verbundenen Probleme wie schlechte Resorption oder Durchfälle bei höheren Dosen sind bei äußerlicher Anwendung hinfällig. Des Weiteren kann das Magnesiumöl direkt an den Ort des Geschehens aufgesprüht und einmassiert werden.

Bei Magnesiumöl handelt es sich um eine hochgesättigte Magnesiumchlorid-Lösung, die sich aufgrund ihres hohen Sättigungsgrades zwar ölig anfühlt, jedoch kein Öl im eigentlichen Sinn ist. Doch dazu später mehr im **2. Teil.**

# Magnesium bei Gelenkproblemen und mehr...

Als Knochen- und Muskelmineral ist Magnesium für unseren Körper unverzichtbar, denn mehr als 60 Prozent unseres gespeicherten Magnesiums ist in den Knochen eingelagert. Dicht gefolgt mit knapp 30 Prozent Magnesium, welches in unseren Muskeln und unserer Leber eingelagert ist. Wichtig für den Aufbau unserer Knochen und Zähne ist Magnesium neben Kalzium, Phosphor und Vitamin D3 ein essentielles Mineral.

Wie wichtig Magnesium für unsere Knochen und Zähne ist, belegt eine aktuelle Studie. Aus dieser US-amerikanischen Studie geht hervor, dass die Knochendichte größer war, je mehr Magnesium verzehrt wurde. In der Annahme, dass Kalzium essentiell für die Knochendichte verantwortlich sei, lieferte dieses überraschende Ergebnis eine völlig neue Sichtweise.

Schlussfolgernd kann man aus dieser Studie ableiten, dass ein Mangel an Magnesium mitunter dazu führt, dass unser Körper benötigtes Magnesium aus unseren Knochen abbaut. Das wiederum führt langfristig dazu, dass Gelenkprobleme auftreten und das Risiko für Osteoporose steigt.

Die essentielle Wirkung von Magnesium in Bezug auf unsere Zahngesundheit ist vielen Menschen gar nicht bewusst. Die Wichtigkeit von Magnesium wird leider immer häufiger unterschätzt. Zuständig für den Aufbau unserer Knochen ist Magnesium auch ein wichtiges Element im Aufbau unserer Zähne.

Nächtliches Zähneknirschen, welches zumeist aus Muskelverspannungen resultiert, kann beispielsweise ein Anzeichen für einen bestehenden Magnesiummangel darstellen.

Magnesium bindet Kalziummoleküle und stärkt damit die Festigkeit unserer Zahnstruktur. Nach einer Studie der Universität Greifswald kann auch das Auftreten von Parodontose mit einem Mangel an Magnesium in Zusammenhang gebracht werden.

# Magnesium gegen das seelische "Ungleichgewicht"

Eine ausreichende Zufuhr von Magnesium bremst Stresshormone aus. Rund 60 Prozent aller Deutschen fühlen sich regelmäßig gestresst oder überlastet. Jeder fünfte Deutsche gibt an, er stehe unter Dauerstress. Seelische Krankheiten, Schlafstörungen oder Burnout sind die Folge von Stress.

Gerade in diversen Stresssituationen ernähren sich viele Menschen ungesund. Verdauungsprobleme (Verstopfung, Krämpfe usw.) und erhöhte Blutfettwerte sowie zahlreiche weitere gesundheitliche Probleme sind die Folge dieser ungesunden und einseitigen Ernährungsweise. Dabei ist gerade in Stresssituationen der Magnesiumbedarf deutlich erhöht. Magnesium trägt im Übrigen dazu bei, dass Stresshormone nur noch vermindert ausgeschüttet werden.

Termin- und Leistungsdruck im beruflichen oder familiären Umfeld begünstigen die erhöhte Ausschüttung von Adrenalin aus dem Mark der Nebennieren direkt in unsere Blutbahn. Dies hat zur Folge, dass sich der Blutdruck und der Muskeltonus erhöhen. Gleichzeitig werden Glucocorticoide, welche in der Nebennierenrinde gelagert sind, ausgeschüttet.

Unser Körper gewährleistet damit die kurzfristige Freisetzung von Glucose zur Gewinnung von zusätzlicher Energie.

Kommt es dauerhaft zu einem derartigen Raubbau an unserem Körper, lassen die Folgen nicht lange auf sich warten.

## Magnesium gegen Erschöpfungszustände

Wie bereits erwähnt kann Dauerstress und die daraus resultierende erhöhte Stresshormonausschüttung zu Magnesiumverlust führen. Da Magnesium auch für die Regulierung unseres Energiestoffwechsels zuständig ist, ist es als Co-Faktor an der Insulinproduktion und an der Produktion von Schilddrüsenhormonen maßgeblich beteiligt. Leiden Sie beispielsweise unter chronischer Erschöpfung und gibt es keinerlei Hinweise auf eine ursächliche Krankheit, kann eine gezielte Magnesiumsubstitution hilfreich sein.

Zusammen mit weiteren Spurenelementen ist Magnesium auch an der Regulation von Nervenbotenstoffen unseres Gehirns beteiligt. Cortisol oder Serotonin regeln beispielsweise unseren Schlaf-Wach-Rhythmus. Wird das Stresshormon Cortisol beispielsweise im Blut gesenkt, kann dies zu einer längeren Tiefschlafphase führen.

# Magnesium gegen Entzündungsprozesse im Körper

Magnesium besitzt entzündungshemmende Eigenschaften, hat die US-amerikanische Studie der Universität von Kalifornien ergeben. Das Department of Epidemiology der School of Public Health an der Universität von Kalifornien (UCLA, Los Angeles) kam zum Ergebnis, dass die Konzentration bestimmter Indikatoren, welche an Entzündungen im Körper maßgeblich beteiligt sind, mit einer erhöhten Verabreichung von Magnesium, sank.

Magnesium spielt als Hemmer von Entzündungen eine essentielle Rolle für unsere Gesundheit. Abgelagerter Plaque an Arterienwänden kann beispielsweise durch die Aufnahme von Magnesium in einer ausreichend hohen Konzentration vermindert werden. Die benannte Studie ergab zudem, dass Magnesium auch maßgeblich an der Reduzierung von Entzündungen in den Arterienwänden beteiligt ist.

Des Weiteren ist Magnesium essentiell an einem gesünderen Blutkreislauf beteiligt.

## Nebenbei erwähnt: Magnesium gegen Augenkrankheiten

Bei bestimmten Augenkrankheiten wirkt Magnesium

ebenso essentiell und zählt zu den unerlässlichen Mineralien in der Behandlung. So führt Magnesium zu einer verbesserten Durchblutung des Sehnervenkopfs, welcher beispielsweise bei einem Glaukom als besonders beeinträchtigt gilt.

# Natürliches Anti-Aging durch Magnesium

Magnesium als natürliches Anti-Aging Produkt steht in erster Linie für Verhärtungsumkehr und Verjüngung. Hier gilt folgende goldene Regel: Ist Ihre Körperstruktur eher weich und geschmeidig gezeichnet, benötigen Sie mehr Calcium. Ist Ihre Körperstruktur eher hart und markant gezeichnet, wie es häufig im zunehmenden Alter der Fall ist, benötigen Sie mehr Magnesium.

Die altersbedingte degenerative Verkalkung lässt sich durch Magnesium umkehren. Sie kann also zur Verjüngung beitragen. Wenn wir älter werden, werden wir in unserer Körperstruktur „härter". Unsere Arterien verhärten langsam in sich und verursachen mitunter Arteriosklerose. Auch unser Skelett, die Knochen und Zähne verkalken im zunehmenden Alter. Mitunter führt diese Verkalkung zur Steifheit von Wirbeln und Gelenken.

Spricht man von der altersbedingten Alterung sind auch unsere Organe unmittelbar davon betroffen. Organe und Drüsen verkalken und verhärten, was nicht selten zur Steinbildung führt. Die Hautstruktur verändert sich im zunehmenden Alter ebenso und wird steif oder faltig.

# Hinweis:

Mehr über das Thema natürliches „Anti-Aging"
finden Sie in meinen folgenden eBooks / Büchern:

## OPC:
Jung bleiben und alt werden mit dem antioxidativen
Wirkstoff aus dem Traubenkern

## L-Carnosin:
Die geheimnisvolle Aminosäure für ein langes und
gesundes Leben

und

## Alpha-Liponsäure:
Der vielseitige Naturstoff gegen Alterung und chronische Erkrankungen

# Das natürliche Vorkommen von Magnesium in Lebensmitteln

Eine abwechslungsreiche Ernährung mit frischen (basischen) Lebensmitteln ist Voraussetzung um den Körper mit ausreichend Magnesium zu versorgen.

Grünes Gemüse, Linsen, Nüsse, Fisch, Rohmilch und dunkle Schokolade enthalten hohe Mengen an Magnesium. Auch mit Magnesium angereichertes Mineralwasser eignet sich zur Deckung des täglichen Magnesiums-Bedarfs. Im Idealfall sollten die empfohlenen Mengen über den täglichen Speiseplan abgedeckt werden. Frische Lebensmittel aus biologischem Anbau eignen sich zur natürlichen Zufuhr von Magnesium am besten.

Die Resorption von Magnesium wird im Dünndarm vorgenommen. Hier wird lediglich nur 1/3 resorbiert, was bedeutet, dass wir bei einer täglichen Aufnahme von 300 Milligramm Magnesium lediglich 100 Milligramm Magnesium unserem Körper aktiv zur Verfügung stellen. Das bedeutet, dass es nicht immer einfach ist, ausreichend Magnesium über die Nahrung aufzunehmen. Eine Alternative wäre hier: Magnesiumöl. Dazu später mehr im 2. Teil.

Eiweiß und Vitamin D fördern die Aufnahme von Magnesium in unserem Dünndarm. Der verbleibende

Überschuss an Magnesium wird über die Nieren, durch den Urin, aus dem Körper abtransportiert.

**Nebenbei erwähnt:** Ohne Magnesium bleibt Vitamin C wirkungslos

Jeder Normalbürger weiß wie wichtig Vitamin C für unseren Körper ist. Daher sollten wir darauf achten, auch viel Vitamin C über natürliche Lebensmittel aufzunehmen – sei es durch Früchte, Smoothies oder gar mit Nahrungsergänzungsmitteln (**Persönlicher Tipp:** Camu Camu-Pulver ). Offiziellen Quellen zufolge brauchen wir mind. 100 Milligramm Vitamin C pro Tag. (Eigentlich benötigen wir weit mehr Vitamin C als die DGE empfiehlt. Siehe mein eBook / Buch: **Vitamin C „Hochdosiert")**

Was aber die wenigsten wissen ist, dass Vitamin C ohne Magnesium nicht aktiviert werden kann. Erst in Anwesenheit von Magnesium wird Vitamin C aktiv, bekämpft böse freie Radikale, stärkt das Immunsystem und vieles mehr.

**Diese Lebensmittel liefern besonders viel Magnesium:**

• Seezunge

• Steinbutt

• Hering

- Karpfen
- Lachs
- Forelle
- Brombeeren
- Himbeeren
- Kiwi
- Erdbeeren
- Banane
- Ananas
- Mandeln
- Erbsen, grün
- Grünkohl
- Spinat
- Artischocken
- Kartoffeln
- Fenchel
- Brokkoli
- Schwarzwurzeln
- Rosenkohl

# BONUS - Kapitel: Magnesium-Bombe "Kakaobohne"

Viele kennen es, draußen ist es kalt, nebelig und nass und man fühlt sich auch genau ebenso. Viele kochen sich dann gern eine frische Tasse heißen Kakao gegen die Schlechtwetterlaune. Doch haben Sie sich schon einmal gefragt, woher der Kakao kommt, zu was er alles nützlich ist und was vor allem in ihm steckt?

Wussten Sie dass der „Kakao" am Kakaobaum wächst, der über 10 Meter hoch werden kann und dass es sich dabei nicht um einzelne kleine Bohnen handelt, sondern um eine Frucht die länglich, von der Farbe her rot und gelb ist und bis zu 20 cm lang wird? In dieser Frucht befinden sich die Samen, also die Kakaobohnen. Diese werden nach der Ernte verarbeitet in Kakaopulver, das vielseitig zur Anwendung kommt.

Denn bei der Kakaobohne handelt es sich um ein wahres Vitalwunder. Bereits den Eingeborenen Amerikas war sie als Nahrungs- und Genussmittel bekannt. Die rohen Kakaobohnen beinhalten vielfältige Inhaltsstoffe, die positiv auf unseren Körper wirken, wie beispielsweise Antioxidantien, Zink, Magnesium und Vitamin C.

Zudem unterstützt die rohe Kakaobohne die Herz-

und Gehirnfunktionen und vermindert die depressiven Gefühle. Kakao ist vielseitig, es bremst den Appetit, stabilisiert den Blutzucker und man kann sogar mit Kakao langfristig sein Gewicht reduzieren. Bereits Alexander von Humboldt (1769 – 1859) schrieb über die Kakaobohne:

*"Kein zweites Mal hat die Natur eine solche Fülle der wertvollsten Nährstoffe auf einem so kleinen Raum zusammengedrängt wie gerade bei der Kakaobohne."*

## Die Eigenschaften der Kakaobohne

Aus den Kakaobohnen wird Schokolade hergestellt, doch in den rohen, ungerösteten Kakaobohnen befinden sich eine Vielzahl von Inhaltsstoffen und Faktoren, die man auf jeden Fall einmal näher betrachten sollte. Das können neben den antioxidantischen Eigenschaften auch die Mineralstoffe sein, welche in den Bohnen ebenfalls reichlich enthalten sind. Doch auch der gesamte gesundheitliche und der seelische Nutzen sind so bemerkenswert, dass die kleinen Bohnen wie Energiekraftwerke zu betrachten sind.

Bei rohem Kakao handelt es sich im wahrsten Sinne des Wortes um ein „Wunder" Nahrungsmittel, das die Natur uns liefert. Wobei hier betont werden muss, dass das nur in der rohen Form so ist. Der Röst- und Verarbeitungsprozess der Kakaobohnen zerstört nämlich eine Vielzahl der folgenden Inhaltsstoffe oft komplett.

Über folgende Zusammensetzung verfügen die fermentierten, luftgetrockneten Kakaobohnen:

- 54,0 % Fette (Kakaobutter)
- 11,5 % Proteine (Eiweiße)
- 9.0 % Zellulose
- 7.5 % Stärke und Pentosane
- 6.0 % Gerbstoffe und farbgebende Bestandteile
- 5.0 % Wasser
- 2,5 % Mineralstoffe und Salze
- 2.0 % organische Säuren und Geschmacksstoffe
- 1,2 % Theobromin
- 1,0 % verschiedene Zucker
- 0,2 % Koffein

**Magnesium:**

Auf der ganzen Welt ist roher Kakao von allen Nahrungsmitteln die beste Quelle für Magnesium. Durch Magnesium wird die Gehirnchemie ausbalanciert und es hilft dabei, dass wir uns „gut und glücklich" fühlen.

**Chrom:**

Bei Chrom handelt es sich um ein wichtiges Spurenmineral, das dabei behilflich ist, den Blutzuckerspiegel zu regulieren. Besonders diejenigen, die sich jahrelang kohlenhydrathaltig ernährt haben, ist Chrom eher eine Mangelware im Körper.

**Eisen:**

Roher Kakao ist die höchste pflanzliche Eisenquelle weltweit. Eine rohe Kakaobohne enthält 7,3 mg Eisen pro 100 g. Im Vergleich dazu enthalten Rind- und Lammfleisch pro 100 g 2,5 mg und Spinat 3,6 mg. Damit die maximale Wirkung ausgeschöpft werden kann, sollte roher Kakao in Kombination mit anderen Lebensmitteln verzehrt werden, die Vitamin-C-haltig sind.

Dazu eignen sich hervorragend Orangen, Kiwis, Paprika oder die Camu Camu Beere. Die Kakaobohnen enthalten organisch gebundenes Eisen, das leicht für den Körper assimilierbar ist. Bei Eisen handelt es sich um ein kritisches und schwer verfügbares Mineral in Bezug auf die Durchschnittsernährung. Eben das macht die Kakaobohnen nicht nur für Vegetarier so interessant. In 30 g Kakaobohnen sind mehr als 314 % des Eisenbedarfs, den ein Mensch täglich benötigt, enthalten.

**Kupfer:**

Dieser Mineralstoff benötigt der Körper für die Blutbildung.

**Vitamin C:**

Die Kakaobohne oder der rohe Kakao beinhaltet eine sehr große Menge an Vitamin C.

**Anandamide:**

Die auch als Glückshormon bezeichneten Anandamide sind eine Endorphinart, die normalerweise vom Körper nach einer intensiven körperlichen Tätigkeit zur Verfügung gestellt werden. Diese Anandamide kann man nur in einer einzigen Pflanze auf der Welt finden: in der Kakaobohne bzw. im rohen Kakao.

Anandamit heißt so viel wie Glückshormon, denn wenn es vom Körper hergestellt wird, dann fühlen wir uns gut. Zudem beinhaltet die Kakaobohne auch andere Stoffe, welche den Abbau dieser „Glückshormone" verhindern. Das bedeutet, dass dieser Stoff länger im Blut zirkuliert und das Resultat davon, wir fühlen uns länger wohl.

**Zink:**

Zink ist ein essentielles Spurenelement, das eine wichtige Rolle im menschlichen Körper spielt für das Immunsystem, die Leber, die Haut und die Bauchspeicheldrüse.

Zudem ist Zink auch beteiligt an der Aktivierung von Tausenden Enzymreaktionen des Körpers.

**TIPP:**

Der Magnesiumgehalt in rohem Kakao zählt weltweit zu der höchsten pflanzlichen Magnesiumquelle.

Rohe Kakaobohnen haben einen intensiven zartbitteren Geschmack. Die dünne Schale der Kakaobohne ist essbar und pur oder in Kombination mit etwas Honig ein Genuss. Gemahlen werden kann die rohe Kakaobohne in einer Kaffeemühle.

**Tipp 1:**

Das gemahlene Pulver eignet sich hervorragend als Zusatz im Dessert oder in einem selbstgemachten Smoothie.

**Tipp 2:**

Bei Kakaobohnen immer BIO

Kakao zählt zu den Lebensmitteln, die am stärksten gespritzt werden, daher empfehle ich Ihnen Ihre Kakaobohnen (Pulver) aus dem Bioladen zu besorgen.

## Empfohlene Tagesdosis:

David Wolfe empfiehlt in seinem Buch "Superfood" 3 bis 4 Kakaobohnen pro 100 Pfund Körpergewicht. Das entspricht ungefähr einem vollen Teelöffel. Diese Menge können Sie jeden Tag zu sich nehmen. Durch die anregende Wirkung empfehle ich die Einnahme morgens.

## Wichtiger Hinweis:

Kakaobohnen können sehr anregend sein. Sollte Ihr Schlaf plötzlich gestört sein, Sie verspüren Herzrasen (Herzrhythmusstörung) oder sonstige Auffälligkeiten, dann reduzieren Sie die Dosis oder setzten für ein paar Tage aus. Gegebenenfalls reduzieren Sie die Menge auf 2 bis 4 Teelöffel pro Woche.

Ergänzend: Leiden Sie unter einer Herzerkrankung oder sonstiges, setzten Sie sich vorher bitte mit Ihrem Hausarzt in Verbindung

# Teil 2

## Was ist Magnesiumöl?

Spricht man von Magnesiumöl, so sollte man sich vom klassischen Gedanken an Öl, wie wir es beispielsweise von Olivenöl oder Sonnenblumenöl her kennen, verabschieden. Magnesiumöl ist vielmehr eine Substanz mit einem Öl ähnlichen Film, welcher sich beim Vermischen von Magnesiumchlorid und Wasser bildet. Dieser bleibt beim Auftragen auf die Haut zurück. Er ist jedoch nicht durch eine ölige Konsistenz geprägt, sondern zeichnet sich durch eine wässrige Konsistenz aus.

Die äußerliche Anwendung von Magnesiumöl garantiert zu 100 Prozent die Aufnahme des Magnesiums über die Haut. Die Konzentration im Blut ist somit viel höher. Die positiven Effekte des aufgenommenen Magnesiums können sich im Körper effektiv verteilen. Auch die abführende Wirkung von überschüssigem Magnesium lässt sich auf diese Art und Weise weitestgehend vermeiden.

Hochkonzentriertes Magnesiumöl besitzt einen wirkungsvollen Anti-Aging Effekt. Besonders schnell zeigt sich dieser durch die Aufnahme über die Haut. Die zusätzliche Versorgung durch Feuchtigkeit gilt zudem als netter Nebeneffekt. Überschüssige

Fettrückstände werden durch das Auftragen von Magnesiumöl von der Haut entfernt.

Die vor allem detoxische Wirkungsweise von Magnesiumöl begünstigt auch die Ausleitung etwaiger Schwermetalle (wie zum Beispiel: Quecksilber, Blei, Palladium, Nickel und andere) welche sich in unserem Organismus befinden.

Bei Entzündungen oder Schmerzen kann Magnesiumöl gesundheitsfördernd wirken. Die Schlafqualität wird verbessert und die Stressanfälligkeit reduziert. Auch Hautirritationen wie beispielsweise Pickel oder dauerhafte Rötungen können mittels Magnesiumöls unter Kontrolle gebracht werden.

# Magnesiumöl im Vergleich zu anderen Darreichungsformen

Die richtige Einnahme von Magnesium ist wichtig, denn grundsätzlich steht fest, dass unser Körper nicht in der Lage ist, Magnesium selbst zu bilden. Auf dem freien Markt ist Magnesium in zahlreichen Darreichungsformen erhältlich. Wahlweise als Tabletten, Brausetabletten, Trinkgranulat oder Direktgranulat kann Magnesium auch als Kapsel, Pulver oder Dragee käuflich erworben werden.

Als Injektionslösung darf Magnesium ausschließlich durch einen Arzt verabreicht werden.

Magnesium ist jedoch nicht gleich Magnesium. Wer einen hohen Magnesiumbedarf hat und bereits an einer Unterversorgung leidet, sollte genau für sich abwägen, für welches der zahlreichen Präparate er sich entscheidet. Unterschiede machen sich nicht nur im Preis bemerkbar, sondern auch in der Dosierung und Darreichungsform.

Zu den gängigsten Darreichungsformen von Magnesium zählen Brausetabletten, Kapseln oder Tabletten sowie Direktgranulat. Häufig sind diese Präparate mit zahlreichen Zusatzstoffen angereichert. Die Aufnahme dieser ist allerdings nicht von Nöten.

# Magnesiumöl

Die Verwendung von Magnesiumöl zeichnet sich durch seine direkte Aufnahmefähigkeit aus. Auch die Verwendung von Magnesiumchlorid und die Herstellung einer Sole empfiehlt sich uneingeschränkt gegenüber der Tabletteneinnahme.

# Magnesiumöl – Die Dosierung und Anwendung

Magnesiumöl kann innerlich und äußerlich angewandt werden. Die äußerliche Anwendung von Magnesiumchlorid empfiehlt sich direkt über die Haut.

Die Anwendungsmöglichkeiten von Magnesiumöl sind zahlreich. Auf die Haut aufgesprüht kann man das Magnesiumöl von selbst einziehen lassen oder mit sanft kreisenden Bewegungen langsam in die Haut einmassieren.

Die Einwirkzeit beträgt **ca. 15 bis 20 Minuten**. Zur Anwendung auf dem gesamten Körper reichen erfahrungsgemäß acht bis zehn Sprühstöße aus einer Sprühflasche.

Als Zusatz in einem Fußbad kann Magnesiumöl eine gute Alternative zum Einmassieren in die Haut darstellen. Der Körper nimmt bei einem Fußbad den Wirkstoff besonders effektiv auf. Auf insgesamt vier bis fünf Liter Wasser rechnet man hier etwa einen Esslöffel Magnesiumöl als Zusatz.

Die Länge des Fußbades sollte zwischen **20 bis 30 Minuten** betragen. Wobei die Häufigkeit mehrmals pro Woche empfohlen wird. Die Wassertemperatur sollte allerdings nicht wärmer als die Körpertemperatur gewählt werden. Nur so kann eine wirkungsvolle Aufnahme des Magnesiums durch den Körper gewährleistet werden.

Alternativ zu Magnesiumöl kann auch ein Fußbad aus 400 Gramm Magnesiumchlorid Pulver, welches in circa fünf Litern Wassern gelöst wird, gewonnen werden. Das Wasser sollte allerdings der Körpertemperatur angepasst und somit maximal 36 Grad betragen.

Auch ein Vollbad, welches aus Magnesiumchlorid selbst hergestellt werden kann, wirkt sehr wohltuend und entspannend. Zur Herstellung eines Vollbades empfiehlt sich die Herstellung einer 1-prozentigen Lösung. Dazu sollten 800 Gramm Magnesiumchlorid in einem Vollbad gelöst werden. Mit einer empfohlenen maximalen Wassertemperatur von 36 Grad sollte die Badezeit von 20 bis 30 Minuten insgesamt nicht überschritten werden.

Bei Verspannungen, Krämpfe, Muskelschmerzen oder Gelenkschmerzen kann die Magnesiumchlorid Sole direkt auf die betreffenden Stellen aufgetragen werden.

Die Bioverfügbarkeit von Magnesiumchlorid beim Auftragen auf die Haut ist um 2/3 besser als bei der innerlichen Anwendung. Bestimmte Körperregionen lassen sich direkt behandeln. Die Aufnahme von hohen Dosen ist ohne lästige Begleiterscheinungen wie beispielsweise Durchfall möglich. Die Aufnahme über die Haut stellt zudem eine weitere Möglichkeit dar, wenn eine Aufnahmestörung des Darms vorliegt.

Bei einer kombinierten Anwendung durch Trinken, lokaler äußerlicher Anwendung sowie wöchentlichen oder monatlichen Fußbädern und Vollbändern, sollte jedoch die Gesamtdosis nicht überschritten werden.

Spricht man von der medizinisch, therapeutischen Dosierung werden dieser häufig 400 Milligramm Magnesium als Richtwert zugrunde gelegt. Mit einer täglichen Dosis von 50ml Magnesiumchlorid Sole, zur innerlichen Anwendung, ist hiermit die minimale therapeutische Dosis erreicht.

Die tatsächliche Aufnahme von Magnesium durch Ihren Magendarmtrakt ist jedoch von zahlreichen Faktoren geprägt. Im Schnitt geht man von einer Aufnahmefähigkeit von 30% aus.

In jedem Fall empfiehlt es sich die Dosierung mit Ihrem Arzt des Vertrauens abzustimmen.

**Hinweis:**

Tragen Sie keine Körperlotionen auf, bevor Sie das Magnesiumöl verwenden. Körperlotionen sättigen die Haut und verhindern eine optimale Aufnahme des

Magnesiumöl. Am besten tragen Sie die Sole auf frisch gewaschene Hautstellen auf.

# Magnesiumöl einfach selbst herstellen

Magnesiumöl kann als fertige Mischung erworben oder selbst hergestellt werden.

Zur Selbstherstellung sollte man etwa 33 Gramm Magnesiumchlorid (kann man in jeder Apotheke oder im Internet beziehen) in einen Liter lauwarmes Wasser einrühren. Die so entstandene Sole kann man dann direkt auf die Haut auftragen. Grundsätzlich sollte festgehalten werden, dass es sich bei Magnesiumöl nicht wirklich um ein Öl handelt.

Stattdessen wird die entstehende Sole nur so bezeichnet, da sie einen öligen Film besitzt und damit optisch eben an „normale" Öle erinnert. Allerdings ist die Substanz eher wässrig als wirklich ölig, sodass der Name „Magnesiumöl" etwas irreführend ist.

Von dem Magnesiumöl massiert man täglich die benötigte Menge in die Haut ein – bis der leicht ölige Film verschwindet. Am besten trägt man die Lösung auf Arme und Beine auf, da dort genügend Fläche vorhanden ist. Sollte die Haut beim Auftragen jucken oder leicht brennen, dann verdünnen Sie die Lösung einfach mit etwas Wasser.

In Magnesiumchlorid sind nur knapp 11,95% pures Magnesium enthalten, der Rest sind Chlorid-Anteile und Wasser.

Um den Gehalt an reinem Magnesium zu berechnen, muss man die Magnesiumchlorid-Menge durch den Faktor 8,36 teilen.

Beispiel: Löst man 33 Gramm Magnesiumchlorid in einem Liter Wasser auf (so rechnet man 33: 8,36) und somit enthält ein Milliliter von dieser Sole 3,94mg reines Magnesium.

**Tipp:** Füllen Sie die Sole in eine handliche Sprühflasche ab, es vereinfacht das Auftragen und das Aufbewahren.

# Die innerliche Anwendung von Magnesiumchlorid

Zur innerlichen Anwendung von Magnesiumchlorid empfiehlt sich die Selbstherstellung wie oben beschrieben.

Trinken Sie von Ihrer Magnesiumchlorid Sole täglich, morgens und abends vor dem Essen. Lagern Sie die Sole kühl, am besten ist dafür der Kühlschrank geeignet. Gewöhnen Sie sich an die Sole vor dem Schlucken circa 30 Sekunden im Mund zu behalten.

Da Magnesiumchlorid Sole führ gewöhnlich leicht bitter schmeckt, kann diese selbstverständlich mit Wasser, Tee oder Fruchtsaft verdünnt werden.

Um eine optimale Wirkung zu erzielen, sollte zudem auf eine ausreichend hohe Versorgung von Vitamin C (Camu Camu), Vitamin D3 sowie Vitamin K2 geachtet werden. Auch eine ausgewogene Ernährung mit viel Eiweiß und die Zufuhr von Kieselerde gelten als unerlässlich um eine optimale Wirkung dauerhaft zu erzielen.

**Weitere Verwendungsmöglichkeiten:**

Auch als natürliches Deo ist Magnesiumöl zu gebrauchen. Der Vorteil: Kein Aluminium und sonstige chemische Stoffe, die sonst über die Haut Ihren Körper vergiften würden.

Das Magnesiumöl eignet sich auch zum Einsprühen oder einsaugen in die Nase bei Nasennebenhöhlenproblemen.

# Mögliche Nebenwirkungen von Magnesiumöl

Magnesiumöl wird überwiegend als sehr gut verträglich beschrieben. Allerdings können im Fall einer Überdosierung unerwünschte Nebenwirkungen in Form von Durchfall (Diarröh) oder diverse Verdauungsbeschwerden auftreten.

Wer unter Krankheiten und/ oder Beschwerden der Nieren oder des Herzens leidet oder regelmäßig Herzmedikamente, Antibiotika oder Eisenpräparate einnehmen muss, sollte vor einer Anwendung mit seinem Arzt sprechen.

Magnesiumöl als auch Magnesiumchlorid sollten keinesfalls auf offenen Wunden angewandt werden!

Vermeiden Sie, dass Magnesiumöl in die Augen gelangt. Sollte dies dennoch mal passieren, das Auge mit viel klarem Wasser ausspülen.

Sprühen Sie das reine Magnesiumöl nicht auf frisch rasierte Hautpartien, ein unangenehmes Brennen wäre die Folge.

Verwenden Sie Magnesiumöl nicht auf sensibler Kinderhaut. Dies kann zu Reizungen und Reaktionen der Haut führen.

## Tipp:

Sollten Sie unter Osteoporose leiden, sollten Sie auf die zusätzliche Einnahme von Vitamin D3 und Kieselerde, besser bekannt als Silizium, achten.

# Die wichtigsten Fakten über Magnesiumöl im Überblick

\#

Es gelangt rasch und gezielt in verspannte Muskeln und Gewebe.

Für oral aufgenommenes Magnesium ist es dagegen schwierig, die Gewebe- und Gelenkverkalkungen aufzuspüren und zu versorgen.

\#

Eignet sich hervorragend als Vollbad oder Fußbad, dabei werden 100% des angebotenen Magnesiums aufgenommen.

\#

Die Anwendung von Magnesiumöl ist unbedenklich und vermeidet evtl. Durchfall, wie er bei oraler Einnahme häufig auftritt.

\#

Magnesiumöl ist wirksam gegen Muskelkater, Muskelkrämpfe, Übersäuerung und mindert lokale Schmerzen.

\#

Magnesiumöl besitzt eine gute Entgiftungswirkung gegen giftige Schwermetalle.

#

Magnesiumöl ist einfach in der Herstellung.

#

Magnesiumöl vitalisiert die Zellen, das Gewebe und fördert die Durchblutung.

#

Bei Magnesiumöl erfolgt der Anti-Aging-Effekt rascher als bei Magnesiumaufnahme über Tabletten und Co, weil die aufnehmbare Magnesiummenge, sowohl durch die abführende Wirkung als auch durch die Notwendigkeit begrenzt ist.

#

Magnesiumöl bewirkt bei einer Sportverletzung eine stärkere Bildung von Leukozyten (weiße Blutkörperchen), was den Infektionsschutz und die lokale Heilung beschleunigt.

#

Bei Hauterkrankungen kann das Magnesiumöl direkt und konzentriert einwirken.

#

Magnesiumöl kann auch als Deo genutzt werden.

#

Magnesiumöl kann auch bei einer Nasennebenhöhlenerkrankung verwendet werden.

# Nachwort

Nach der Lektüre dieses Buches dürften Sie um einiges schlauer sein. War Ihnen wirklich bewusst, welchen großen Stellenwert Magnesium einnimmt? Wenn nicht, jetzt wissen Sie es.

**Ich mache es kurz:** Achten Sie auf eine abwechslungsreiche und gesunde Ernährung und nutzen Sie Magnesiumöl um Ihren Körper optimal mit dem wichtigen Mineral zu versorgen. Ihr Körper wird es Ihnen danken.

Also: Zögern Sie nicht, denn Ihre Gesundheit haben einzig und alleine Sie selber in der Hand!

Bleiben Sie gesund.

Ihr
Michael Iatroudakis

# Quellen

Magnesiumöl von Brigitte Hartmann

http://www.magnesium.de/

www.zeitenschrift.de

http://www.zentrum-der-
gesundheit.de/magnesium.html

http://www.magnesium-ratgeber.de/

# Über den Autor

Lizensierter Fitness-Trainer, Fitness-Lehrer, zer-
tifizierter "MovNat" Trainer, Ausbildung zum
Heilpraktiker, Autor, Solopreneur, Digitaler Nomade
und Lebenskünstler... ;)

**Bereits erschienen (Bücher / eBooks):**

**Die Matrix-Diät:** „Abnehmen m. Körper, Geist &
Seele"

**Der Smoothie-Guide** …ein unterhaltsamer Ratgeber

**Xylit** „Das süße Wundermittel"
**Der Paleo-Lifestyle**: Steinzeitfitness im 21. Jahrhun-
dert

**Der Matcha Tee:** Das grüne Wunder aus Japan

**Das Kokosöl:** Das Geheimnis äußerer Schönheit,
stabiler Gesundheit und grenzenloser Energie

**Die Steinzeit-Diät:** In 28 Tagen zum Wohlfühlgewicht

**Die Smoothie-Diät**: Gesund und lecker abnehmen
mit selbstgemachten Smoothies

**Kolloidales Silber:** Das natürliche Antibiotikum für Mensch, Tier und Pflanze

**Moringa Baum:** Mehr Gesundheit, mehr Energie und jünger aussehen mit dem Wunderbaum

**Die Zistrose:** Das Wunderkind unter den Heilpflanzen

**Omega 3:** Die wiederentdeckte Fettsäure gegen Herz-Kreislauferkrankungen, Alzheimer, Depressionen, Arthrose, ADHS und Entzündungen

**4SuperFoods**: Matcha-Tee, Kokosöl, Moringa-Baum, Zistrose (Sammelband 1)

**Vitamin D:** Das Superhormon gegen Herz-Kreislauferkrankungen, Krebs, Depressionen, Grippe und mehr...

**Projekt Diät:** Artgerecht zum Wohlfühlgewicht / Sammelband

**4SuperFoods:** Vitamin D, Wasser, Gerstengrassaft, Omega 3 (Sammelband 2)

**Wasser:** Das Lebenselixier für Gesundheit, Vitalität und Wohlbefinden

**Das Vitamin K:** Das vergessene Vitamin

**Der Vitamin D & K Faktor:** Der Rundumschutz für chronische Erkrankungen

**Krafttraining:** Kraft ist die bessere Medizin

**Der Detox-Plan:** Gesundheit, Lebensenergie und jünger aussehen durch natürliche Entgiftung

**Zucker:** Die (süße) tödliche Verführung [Fettleibigkeit, ADHS, Herz-Kreislauferkrankungen, Diabetes / WISSEN KOMPAKT]

**Kokoswasser:** Das Natürliche Elixier des Lebens (Anti-Aging, Entgiftung, Sport, Kokosnuss / WISSEN KOMPAKT)

**Die Kokosnuss:** Wunderfrucht von den Tropen (Sammelband)

**10 Superfoods:** Powerfoods für mehr Gesundheit, mehr Lebensenergie und natürliches Anti-Aging (Argan-Öl / Kurkuma / Baobab Affenbrotbaum / Chia Samen und mehr

**Kakao:** Die wundersame Heilkraft der Kakaobohne

**Kokosöl:** Das Wunder-Öl in der täglichen Praxis

**10 Superfoods 2:** Powerfoods für mehr Gesundheit, mehr Lebensenergie und natürliches Anti-Aging

**10 Superfoods 3:** Powerfoods für mehr Gesundheit

**Chia-Samen:** Wundersamen für mehr Gesundheit und Lebensenergie

**Barfuß-Fitness:** Wie unsere Füße unsere Gesundheit beeinflussen

**Paleo 30:** Mehr Wissen, mehr Erfolg (Steinzeiternährung)

**Glutathion:** Das Entgiftungs- und Anti-Aging Wunder

**Die Kaizen-Diät:** In kleinen Schritten zum Wohlfühlgewicht

**Paleo Fast-Food:** 33 Rezepte aus der Steinzeitküche

**Paleo 30:** Der ultimative Starter-Guide (Sammelband)

**Vorsicht SITZEN:** Die unterschätzte Gefahr

Ein gesunder Geist steckt in einem gesunden Körper **Band 1**

Ein gesunder Geist steckt in einem gesunden Körper **Band 2**

**Avocado-Öl:** Das wertvolle Pflanzenöl aus der Frucht der Avocado

**Krill-Öl:** Die neue Generation von Omega-3-Fettsäuren

**Die Welt der Öle:** Kokosnuss-Öl, Avocado-Öl & Krill-Öl (Sammelband)

**Das Tabata-Prinzip:** 4-Minuten-Workout für maximale Fitness

**10.000 Schritte zum Wohlfühlgewicht:** Schritt für Schritt erfolgreich abnehmen

**Life Hacks "GESUNDHEIT":** 20 präventive Anwendungen für Körper, Geist & Seele

**Kurkuma:** Das Wundergewürz mit Heilwirkung

**OPC:** Jung bleiben und alt werden mit dem antioxidativen Wirkstoff aus dem Traubenkern

**Camu Camu:** Die Vitamin C-reiche Powerfrucht aus den Tropen

**MSM:** Natürlicher Schwefel gegen chronische Erkrankungen

**Vitamin C "Hochdosiert":** Das unterschätzte Vitamin in der Ernährungslehre

**BIG3:** Vemeide diese 3 angeblich gesunden Lebensmittel

**Superfoods "Regional":** Powerfoods direkt vor unserer Haustür

**L-Carnosin:** Die geheimnisvolle Aminosäure für ein langes und gesundes Leben

**Vitamin B12-Mangel:** Die unterschätzte Volkskrankheit ((Erschöpfung, Depressionen, Müdigkeit, Vegan, Vegetarier)

**Die Macht der Geduld:** Mehr Beharrlichkeit für ein stressfreies und gesundes Leben

## Homepage:

www.meine-superfoods.com

www.my-kindle-ebooks.de

www.smoothie-guide.de

www.xylit-xylitol.com

www.der-paleo-lifestyle.de

## Der "STEINZEIT-DIÄT" Online-Kurs:

www.steinzeit-paleo-diaet.de

# Ich gebe Ihnen eine Garantie

Mir ist es sehr wichtig, dass Sie aus diesem Buch den größtmöglichen Nutzen ziehen. Sollten Sie dennoch enttäuscht sein und Sie keinerlei Nutzen verzeichnen könnten, dann schreiben Sie mir eine E-Mail und ich erstatte Ihnen ohne Wenn und Aber den Kaufpreis zurück.

In dieser Hinsicht vertraue ich Ihnen als ehrlichem Menschen.

# Bitte um ein Feedback

Eine persönliche Bitte:

- Sollte irgendetwas in diesem Buch nicht stimmen.

- Sollte eine Behauptung nicht richtig sein.

- Haben Sie einen Abschnitt/oder ein Kapitel nicht verstanden?

- Haben Sie sich über einen Satz/einen Abschnitt aufgeregt?

- Habe ich irgendwo undeutliche Formulierungen benutzt?

Und ergänzend alles andere…

Dann nehmen Sie mit mir Kontakt auf:

**info@my-kindle-ebooks.de**

Dieser Weg ist mir lieber, als wenn der Leser dieses Buch mit negativen Gefühlen beschließt.

# Rechtliches

Der Autor übernimmt keine juristische Verantwortung und keinerlei Haftung für Schäden, die aus der Benutzung dieses E-Books / Buch entstehen. Außerdem ist der Autor nicht verpflichtet, Folge- oder mittelbare Schäden zu ersetzen. Gewerbliche Kennzeichen- und Schutzrechte bleiben von diesem Titel unberührt.

Das Werk ist einschließlich aller Teile urheberrechtlich geschützt. Das vorliegende Werk dient nur dem privaten Gebrauch. Alle Rechte, auch die der Übersetzung, des Nachdrucks und der Vervielfältigung dieses Titels oder von Teilen daraus, verbleiben beim Autor.

Ohne die schriftliche Einwilligung des Autors darf kein Teil dieses Dokumentes in irgendeiner Form oder auf irgendeine elektronische oder mechanische Weise für irgendeinen Zweck vervielfältigt werden.

# Haftungsausschluss/Disclaimer

Der Besuch unserer Seiten kann nicht den Arzt ersetzen. Suchen Sie bei unklaren oder heftigen Beschwerden unbedingt einen Arzt auf! Die Informationen auf unseren Seiten sind vom Autor und Verlag sorgfältig recherchiert und zusammengestellt worden.

Dennoch kann keine Garantie übernommen werden. Die hier dargestellten Informationen dienen nicht Diagnosezwecken oder als Therapieempfehlung. Eine Haftung des Autors und Verlages für Personen-, Sach- und Vermögensschäden durch die Gesundheitstipps und Rezepte auf unseren Seiten wird ausgeschlossen.

**Herausgeber:**

Michael Iatroudakis
Am Schmittsberg 14
68519 Viernheim
Tel.: Auf Anfrage

Email: info@my-kindle-ebooks.de

www.ingramcontent.com/pod-product-compliance
Lightning Source LLC
Chambersburg PA
CBHW060201290526
45789CB00003B/1110